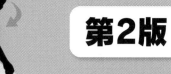

自宅で治せる

めまいリハビリ

第2版

五島史行 著
東海大学医学部耳鼻咽喉科准教授

金原出版株式会社

推薦のことば

　本書の著者である五島君は、2012年に東京医療センターに赴任する以前から一貫してめまい平衡障害の治療に専心してきました。めまいの原因は、体だけでなく心も関与しているため治療は容易ではないようです。しかし、めまいを専門に診る医師は、決して多くありません。当院では、広い院内施設を有効に活用して、5日間ほどの入院で行うめまいの集団リハビリテーションを行っており、年間400人前後のめまい患者さんを受け入れています。入院された患者さんに感想をうかがってみると、多くの方はめまいの正確な診断を知った安心感、まためまいを自分で治すリハビリテーションを学習できたことに、満足感が高いようです。

　しかしながら、現在のめまい治療に関する最大の問題点は、日本の診療報酬制度でめまいのリハビリテーションが認められていないことです。その点からも、患者さんご自身がめまいのリハビリテーションを実践し、めまいを治すことのできる手引き書が待ち望まれていました。本書が、めまいで苦しんでいる多くの患者さんの福音となることを願い、推薦の言葉とします。

2016年5月

独立行政法人国立病院機構 東京医療センター
院長　武田　純三

推薦のことば

　本書の刊行にあたり推薦の言葉を述べさせていただきます。五島君は1994年に慶應義塾大学を卒業後、本学の耳鼻咽喉科教室に入局し、耳鼻咽喉科の研修を修了しました。その後、めまいや心身医学に興味を持ち、その領域の診療および研究を行っています。そして、私が代表世話人を務める、耳鼻咽喉科心身医学研究会の設立にも尽力してくれました。日々の臨床経験の中からめまいの患者さんに対する従来の薬物治療に限界を感じ、さまざまな新しい治療法を積極的に取り入れてきました。その一つが本書で紹介しているめまいのリハビリテーションです。

　めまいのリハビリテーションの重要性は以前から報告されているものの、病院での実施にあたっては問題がありました。このたび、このような書籍としてリハビリテーションの具体的な方法がまとめられたことはめまい診療に携わる医師にとっても、患者さんにとっても有益なことだと思います。この本で紹介されている治療法が一般的なものとなり、ますます多くのめまいの患者さんが元気になることを願い本書を推薦します。

2013年10月

慶應義塾大学医学部 耳鼻咽喉科学教室
教授　　小川　郁

第2版のためのはじめに

　おかげさまで拙著"自宅で治せるめまいリハビリ"が発売され2年間で約1万名の方の目に触れることとなりました。本書を用いてめまいが良くなった方から感謝のお手紙を頂く一方で、わかりにくい、このようなことが判らないといった質問をたくさん頂きました。極力それらの質問にお答えする形で改訂を行いました。さらに、もっと詳しく知りたいという方のために、めまいと頭痛に関する新たな書籍"私のめまいと頭痛を治さなきゃ"（仮）の刊行準備を進めております。

　めまいは年間200万人以上の方が感じる非常に一般的な症状です。ほとんどの患者さんすぐに治ってしまいますが、一部の方はめまいのためにこれまでの生活が送れなくなってしまう方もいます。たとえば、これまでのように外出が出来ない、人と約束が出来ない、旅行に行けない、周囲の方の理解が得られず仕事を辞めなければならなくなった、怠け者だと思われているなどの問題を抱えています。本書はなかなかな治らないめまいに対して自分で治そうという気持ちの方の患者さんの思いに答える形で書きましたが、これからも患者さんの疑問に答える形で進化していきますのでよろしくお願いいたします。

五島　史行
（ごとう　ふみゆき）

はじめに（初版）

　めまいは、非常に多くの方が悩む体の症状です。しかし、病院へ行って検査をしても異常がないと言われ、めまい止めのお薬を処方されて経過をみられている患者さんが多いと思います。これではめまいに対する十分な治療を行っているとはいえません。めまいの症状は、体験した患者さん自身しかその苦しみを理解することはできません。周りの人には理解されず、ひどい場合には怠け者と思われてしまうこともあるようです。また、めまいに苦しむ患者さんは辛抱強いことが知られ、めまいによるふらつきに耐え、日常生活を送っている方も多いように思います。

　めまいは現在の細分化された医療体制の中では、専門に扱う診療科がはっきりと決まっておらず、さまざまな診療科の境界にあるため、適切な診断・治療が行われにくいようです。めまいはストレスなど、心の問題とも強く関係した体の症状です。治療に際しては体からのアプローチだけではなく、心に対するアプローチ、つまりストレスへの対応も重要になります。

　この本は、めまいを自分で治すための方法をわかりやすく解説することを目的としました。自宅でできるストレスへの対処法と、脳の学習としてのめまいのリハビリの方法を習得し、めまいを自分で治しましょう。すぐに症状がよくならなくても毎日きちんと続けることが大切です。

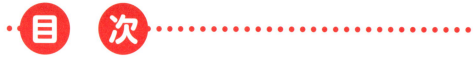

推薦のことば ……………………………………………………………… 2
はじめに …………………………………………………………………… 4

1 めまいとは？ ……………………………………………………… 8
2 なぜめまいがしたり、ふらふらしたりするのでしょうか？ …… 10
3 めまいの4大原因 ………………………………………………… 12
4 めまいのとき、体には何が起きているのでしょうか？ ……… 15
　　コラム 前庭性片頭痛とは？―片頭痛関連めまい― …………… 22
5 あなたのめまいは？ ……………………………………………… 23
6 いろいろなめまいの頻度と今話題のめまい …………………… 38
7 めまいリハビリをはじめる前に ………………………………… 40
8 自宅でできる基本のリハビリと特別なリハビリ ……………… 49

　　基　本
　　❶ 首振り …………………………………………………………… 50
　　❷ うなずき ………………………………………………………… 51
　　❸ 目をつぶって首振り …………………………………………… 52
　　❹ 目をつぶってうなずき ………………………………………… 53
　　❺ 振り返る ………………………………………………………… 54
　　❻ 上下 ……………………………………………………………… 55

特別編1
- ❼ 首振り歩行 …………………………………………… 56
- ❽ うなずき歩行 ………………………………………… 57

特別編2
- ❾ 足踏み検査 …………………………………………… 58

特別編3
- ❿ 寝返り体操 …………………………………………… 60
- ⓫ ブラントダロフ法 …………………………………… 62
- ⓬ エプレー法 …………………………………………… 64
- ⓭ レンパート法 ………………………………………… 68

コラム リハビリが無効なめまいとは？ …………………… 72

9 リハビリを続ける上での疑問点 ………………………… 73

10 めまい患者さんのための生活の工夫 …………………… 77

患者さんの知りたいアレコレ Q&A ………………………… 79

コラム 危険なめまいとは？ ………………………………… 94

めまいのリハビリに積極的な医師の紹介 …………………… 95

あとがき ………………………………………………………… 96

索　　引 ………………………………………………………… 98

> 著者に支払われる印税から、医学の発展を祈念し、独立行政法人　国立病院機構に寄付いたします。

1 めまいとは？

　めまいとはいったい何でしょうか？　患者さんの言葉を借りると「くるくる回転する」「ふわふわする」などいろいろな表現があります。体の症状としてのめまいは、そのように実際には起こっていない異常な体の平衡感覚(へいこうかんかく)が生じてしまうことです。しかしこの本を手に取ったみなさんは、体だけでなく心にも何らかの不安があったのではないでしょうか？　実際に、デンマークの有名な哲学者であるキルケゴールは『不安の概念』という書物の中で次のように述べています。

人は不安をめまいになぞらえることができる。その眼がぽっかりと口を開いた深淵をのぞき込むときにその人はめまいを起こす。
〔キルケゴール著（斎藤信治訳）：不安の概念，1979，岩波文庫より引用〕

　この文章からも、めまいという症状には不安が強く関係していることがわかります。しかし、めまいは単に不安だけではなく、やはり体の病気でもあります。現在の医学では、心と体を分けて考える傾向がありますが、心と体は密接に関係しているから

こそ、めまいに対しては心と体の両面からの治療が必要となります。心の面からは不安やストレスから解放されリラックスした状態になるための呼吸法を、体の面からはめまいのリハビリをして脳に学習をさせ、めまいを治しましょう。めまいの治療で最も大切なのは、医師やお薬に頼ってめまいを治してもらおうとするのではなく、めまいを自分で治すための方法を知り、実践を続けることです。

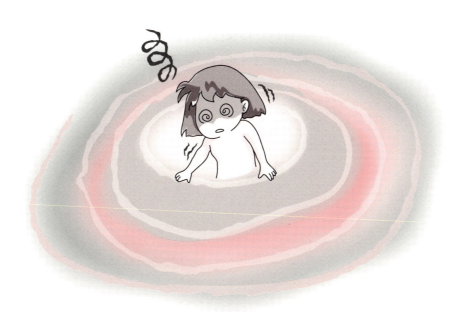

2 なぜめまいがしたり、ふらふらしたりするのでしょうか？

　私たちの体のバランスは、3つの異なる感覚器からの信号によってコントロールされています。すなわち、①目を使って見る（視覚）、②耳にある平衡感覚器（前庭といいます＝前庭覚）が頭の動きを感知する、③体性感覚（足裏感覚）によって、今どこに自分がいるのか、またはどのように動いているのかを感じます（▶前庭については15ページから詳しくご説明します）。次に小脳がこれら3つの感覚器からの入力を統合し、自分が動いているときに周りの景色が動いて見えないように、頭と目の動きを制御しています。つまり小脳はバランス感覚の親分ということになります。そしてこれらの統合された情報が大脳で認知されます（図1）。もし、これらの感覚器の一つでも異常を来たすとめまいを感じることになります。

　また、ストレスは特に小脳と大脳に悪影響を及ぼし、めまいを感じやすくさせます。さらに、ストレスによって一度起きためまいが治りにくくなります。つまり、めまいの治療のためにはストレスから解放されたリラックスした状態になり、めまいリハビリで脳を学習させる必要があるのです。

図1 バランス制御のしくみ

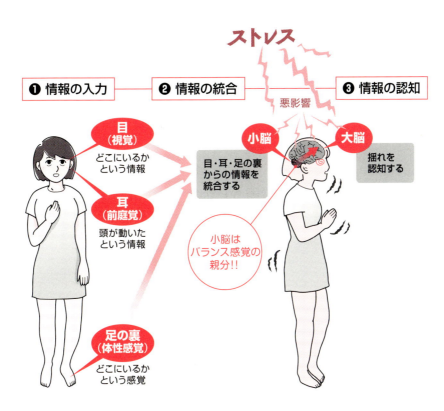

3 めまいの4大原因

　めまいはさまざまな原因で生じます。治療を行う上で医師がどの部位に原因があってめまいが起きているかを正確に診断することは非常に重要です。もし症状が耳、つまり前庭（平衡感覚器）に原因があって起きているようであれば、医師は「前庭機能低下」あるいは「耳からのめまい」などと説明します。この耳からのめまいを含め、めまいの原因は大きく次の４つに分けることができます。あなたのめまいはどれが原因でしょうか？

1) 耳（前庭）が原因のめまい
　めまいの原因として最も頻度が高いものです。もし耳の平衡感覚器（前庭）がうまく機能していない場合には、急に振り返ったり、下を向いたりした際にめまいを感じます。また車や、エレベーターに乗って動いているときにもめまいを感じるかもしれません。さらに人ごみなどで、周りのものが動いている状況でもめまいを感じることがあります。このような症状がある場合には、めまいリハビリが効果を示します。

2)小脳が原因のめまい

年をとると脳の神経細胞の数が少しずつ減ってきます。お年寄りがふらふらしているところはよく見かけますが、この原因の主なものが、年齢とともに小脳(しょうのう)の細胞が減ったことによる機能低下です。小脳はバランス感覚の親分ですから、この場合にもめまいリハビリが効果を示します。しかし、神経細胞そのものが減っているために、耳(前庭)が原因のめまいに比べ効果は落ちます。治療のためにはしっかりとリハビリを行い、小脳を学習させる必要があるのです。

3)大脳が原因のめまい

これは難治性のめまいの中に多く含まれています。小さい頃から乗り物酔いをしやすかった、光や音に敏感であった、頭痛持ちであった、などの方がこのタイプの可能性があります。現在これらの症状がなくても、若い頃このような症状があったという方も含まれます。最近では、前庭性片頭痛(ぜんていせいへんずつう)(片頭痛関連めまい)として注目されています(▶コラム「前庭性片頭痛とは?」、22ページ参照)。このめまいに対しては、リハビリに加えてお薬が必要になることがあります。ここでいうお薬とは片頭痛の予防を行うお薬です。抗てんかん薬や抗うつ薬、漢方薬などが処方されます。

4) ストレスが原因のめまい

　　ストレスは万病のもとです。ストレスがあることでさまざまな体の症状が発症したり、より強く感じられ、治りにくくなります。ストレスへの対応として最も大切なことは、自分にあったストレス対策をみつけ、自分をリラックスさせる方法を知ることです。ストレスに対するお薬や、呼吸法によるセルフコントロールが効果を示します。それに加えてやはりめまいリハビリで小脳を学習させる必要があります。

5) 1〜4)の複数が原因である場合

　　めまいの原因は単一ではなく、上記の複数が組み合わさって原因になっていることもあります。その場合は、それぞれの原因に対する治療を組み合わせて行う必要があります。

めまいのとき、体には何が起きているのでしょうか?

● 耳（前庭）の構造と3つの反射経路 ●

　めまいがするとなぜくるくる回る感じがしたり、気持ち悪くなったり、ふらふらして歩きにくくなってしまうのでしょうか？

　バランスを感知する感覚器である前庭（ぜんてい）は耳の奥にあります。耳には音を感知する「蝸牛（かぎゅう）」と、バランスを感知する「前庭」という2つの感覚器があります（図2）。蝸牛が病気になれば難聴に、前庭が病気になればめまいになります。両方が病気になった場合には難聴とめまいになります。蝸牛と前庭はつながっているので両方が病気になることも少なくありません。

　前庭には、三半規管（さんはんきかん）と耳石（じせき）があります（▶耳石については28ページ、図7参照）。三半規管は回転加速度（回る感覚）を、耳石は垂直・水平加速度（傾き感覚）を感じるセンサーです。前庭は体の平衡感覚（へいこうかんかく）を保つ以外にいくつかの神経回路によってネットワークを形作っています。その経路は、**1）前庭動眼反射（どうがん）、2）前庭脊髄反射（せきずい）、3）前庭自律神経反射（じりつしんけい）** と呼ばれるものです（図3）。この経路を理解することによって、めまいに伴うさまざまな体の症状を理解することができます。

図2 耳（前庭）の構造

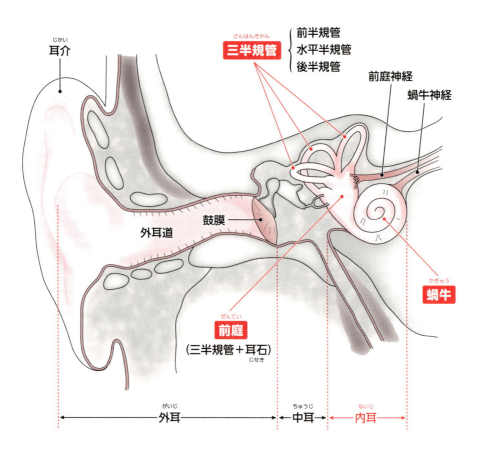

図3 前庭の3つの反射

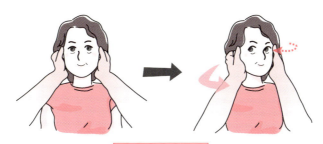

❶ 前庭動眼反射

頭が動いたときに、頭が動いた方向とは反対方向に眼球を動かす反射です。

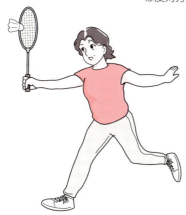

❷ 前庭脊髄反射

前庭から首、肩、腰、足の筋肉まで神経がつながっています。首を動かしながらでもまっすぐ歩いたり、運動ができるのはこの反射のおかげです。

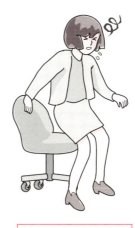

❸ 前庭自律神経反射

立ち上がったときに血圧を上げて、脳に血液を送る反射です。異常が起きると、血圧上昇・低下、吐き気・嘔吐、冷や汗・あぶら汗などの症状が現れます。

● 前庭の働きを体験するには？ ●

普段、私たちが前庭の働きを意識することはありませんが、次のような動作によって前庭の働きを確認することができます。

まず、目の前に右手の親指を立てた状態で手をまっすぐ前に伸ばし、それを左右に振りながら目で親指の先の動きを追いかけます（図4）。親指を左右に振る速度をだんだんと速めていくと指はぼやけて見えなくなってしまいます。このときには前庭は働いていません。

図4 目の前で親指を素早く左右に振る

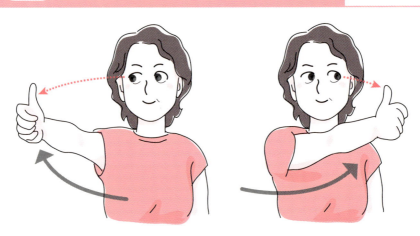

しかし、次に先ほどとは逆に親指を目の前に固定した状態で首を左右に30度ずつくらい振ってみてください（図5）。健康な方ではかなり素早く首を振っても目の前の親指は止まって見えているはずです。このとき頭が右を向くと右の前庭が刺激され、眼球を無意識に左に動かすような反射（**前庭動眼反射**）が働いています。逆に頭が左を向くときには左の前庭が刺激され、眼球を右に動かすような反射が働いています。この前庭の働きによって頭が動いたときでも、目の前の物が静止して見えているのです。

図5　目の前で親指を固定し素早く頭を左右に振る　前庭動眼反射

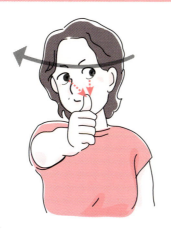
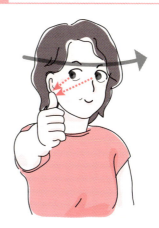

めまいのある方は、頭を右か左どちらかに向けたときに指先がぶれて見えてしまっているかもしれません。右に首を振ったときにぶれて見えるようであれば右の前庭の機能が低下しています。また、その逆であれば左の前庭の機能が低下しています。左右どちらに頭を振ったときでもぶれて見えてしまう場合には、両方の前庭の機能が低下している可能性があります。

1）前庭動眼反射

　先ほど述べたように、前庭動眼反射は頭が動いたときに頭が動いた方向とは反対方向に眼球を動かす反射です。この機能が病気になると、目が回る、ものがぶれて見える、波打って見えるなどの症状が出ます。図5に示したように、目の前に伸ばした親指を見つめながら首を左右に早く振ることによって、この反射が働いていることを確かめることができます。

2）前庭脊髄反射

　首を上下左右に動かしながらでもまっすぐ歩くことができるのは、前庭脊髄反射のおかげです。前庭から首、肩、腰、足の筋肉まで神経がつながっています。前庭に異常が起きると前庭脊髄反射にも異変が起こり、首こり、肩こり、頭痛、体が左右にとられる、足踏みすると左右に偏倚する（かたよる）などの症状が出現します。

足踏み検査（▶58ページ参照）で体が傾くのは、この反射のためです。

3）前庭自律神経反射

　前庭自律神経反射は、急に立ち上がったときに血圧を上げたり、脈拍を早くして脳に効率よく血液を送り込むしくみです。前庭は自律神経とネットワークを作っています。自律神経は自分の意志ではコントロールできませんが、血圧や吐き気の制御をしています。この反射に異常が起きると非常につらい症状（血圧が上がる、血圧が下がる、吐き気、嘔吐、冷や汗、あぶら汗）が現れます。乗り物酔いのときに生じる症状はこの反射の異常によるものです。

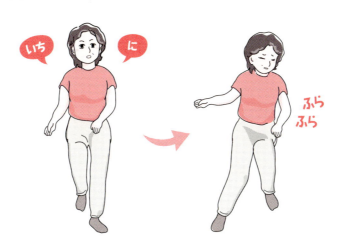

前庭性片頭痛とは？

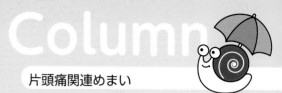

Column
片頭痛関連めまい

　前庭性片頭痛は、ここ5年くらいの間にようやく知られるようになってきた病気です。医師の間でもまだ、この病気の存在を知らない、あるいはこの病気を認めない先生もいらっしゃいます。片頭痛の患者さんにめまいがよくみられることは統計的に明らかになっています。現在、片頭痛がある方や若い頃に片頭痛があった方が繰り返しめまいを起こすような場合で、「前庭性片頭痛」という診断名ができました。

　片頭痛の患者さんは、非常に能力が高く、何事も徹底的に行う傾向があるようです。片頭痛研究の大家であるウォルフは、片頭痛患者の性格として強迫性、完璧主義、野心家、競争心、怒りっぽい、責任感が強いと報告しています（Wolff HG, 1972）。何事に対しても「耐える」「我慢する」といった対処法をとりがちで、心身の疲労に陥りやすい行動パターンを示すことが多いようです。思慮深く、完璧主義で、温かみにかけるという性格が社会的交流を難しくしているという報告もあります。これらの性格特性から前庭性片頭痛が疑われる患者さんには、時間をかけてじっくりと問診を行わないと頭痛の話を聞き出すことができないため、なかなか正確な診断ができません。

　治療はめまいと片頭痛について、予防と発作時の治療が必要となります。めまいと片頭痛の誘発因子には類似点が多くみられます。予防ではめまいの誘発因子を同定し、それを避けるようにすることを優先します。一般的には、職場や家庭などでのストレスが原因となっていることが多いようです。次に、片頭痛を予防するための生活改善を行います（▶表2「片頭痛の予防のために必要な生活習慣」、83ページ参照）。お薬による治療は片頭痛の治療に準じて行います。

5 あなたのめまいは？

　それでは実際に、あなたのめまいがどのようなものかみていきましょう。まず、ご自分のめまいがどのようなものかをよく観察してみてください。どのようなときにめまいの症状が出るでしょうか？　動いたときだけですか？　じっとしていてもめまいが起きますか？　また発作的にめまいが起きますか？　次のページのフローチャートを参考にあなたのめまいを判定してみましょう（図6-1、図6-2）。

　もし頭を動かしたときだけ短時間起きるめまいであれば良性発作性頭位めまい症（**A1、A2**）の可能性が高いです。また、難聴や耳鳴りなどがあれば、突発性難聴のあとのめまい（**B4**）やメニエール病（**D1**）の可能性があります。

　なお、図6-1では主なめまいしかあげていませんが、ここに示したもの以外にもさまざまな原因でめまいは生じます。脳からくるめまい（脳腫瘍、脳出血、脳循環障害、脳炎、脊髄小脳変性症、進行性核上性麻痺、多発性硬化症）や、耳からくるめまい（外リンパ瘻、遅発性内リンパ水腫、内耳炎、耳の手術後）、全身疾患によるめまい（糖尿病、頸椎疾患、腰椎疾患、薬剤性）、その他、特殊なものとして交通外傷後のめまいなどがあります。

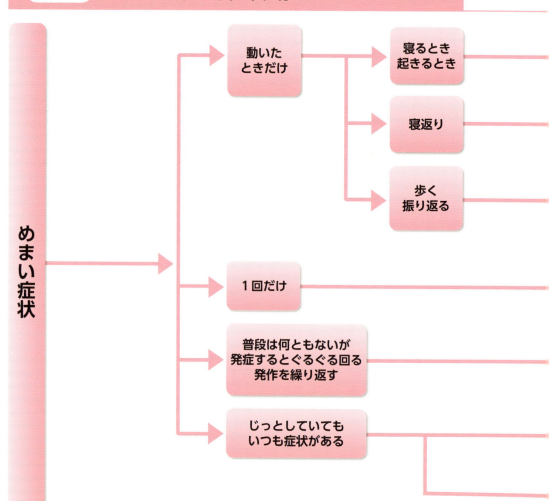

A1	良性発作性頭位めまい症（後半規管型）	**特別なリハビリ**　⑪ ブラントダロフ法 (p62)　⑫ エプレー法 (p64)
A2	良性発作性頭位めまい症（水平半規管型）	**特別なリハビリ**　⑩ 寝返り体操 (p60)　⑬ レンパート法 (p68)
B	片側前庭障害	B1 激しいめまいのあと　→前庭神経炎の後遺症 B2 きっかけなし　　　　→進行性前庭障害 B3 年齢とともに　　　　→老人性平衡障害 B4 難聴のあと　　　　　→突発性難聴の後遺症 B5 顔面神経麻痺のあと　→ハント症候群の後遺症
C	一過性前庭障害	
D	反復性めまい	D1 難聴・耳鳴りあり　　　→メニエール病 D2 片頭痛あり（あった）　→前庭性片頭痛 D3 比較的短時間の発作　　→パニック発作（心因性含む） D4 D1〜3以外　　　　　　→反復性平衡障害
E1	心因性めまい（不安、うつ）	**E2** 持続性平衡障害
E3	下船病	

▶めまいの原因は次のページへ！

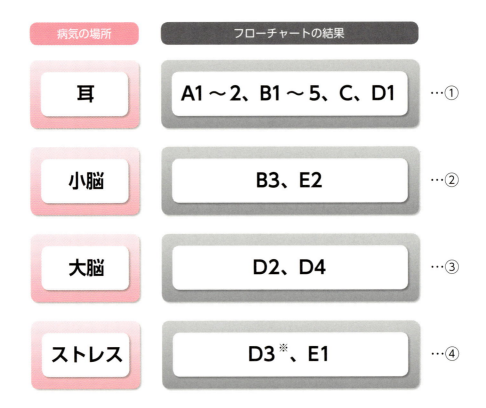

症状 A1 良性発作性頭位めまい症（後半規管型）

じっとしていれば何ともないが、急に立ち上がったり、寝ようとして枕に頭をつけるとくるくる回ってしまう。だいたい30秒から1分くらいでおさまる。

　めまいの症状として、この症状は最も多く見られます。病気としては、良性発作性頭位めまい症（後半規管型）（図7）の可能性が高いです。多くの患者さんはめまいが起きるのが怖いためにゆっくり寝起きをするようにしたり、めまいを起こすような頭の動きを避けるようになります。しかし、治療のためには頭を積極的に動かすことが必要です。図7に示したように、三半規管の中は健康な状態では透明な内リンパ液で満たされていますが、このめまいになると耳石という炭酸カルシウムの結晶が三半規管の中を浮遊している状態になります。この耳石を早く溶かしてしまうか、元の場所に戻せばめまいを治すことができます。ご自分でできる方法としては積極的に頭を動かして、耳石を早く溶かすようにすることです（▶ブラントダロフ法、62ページ参照）。通常2〜4週間くらいで治りますが、再発を繰り返す方も少なくありません。そのためにもご自分で治す方法として、ブラントダロフ法を知っておくとよいでしょう。寝返り体操（▶60ページ参照）も効果があります。これでも治らない場合には、医師の診断を受けることをおすすめします。

図7 良性発作性頭位めまい症のメカニズム

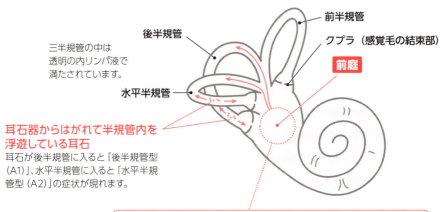

三半規管の中は透明の内リンパ液で満たされています。

前半規管
後半規管
クプラ（感覚毛の結束部）
前庭
水平半規管

耳石器からはがれて半規管内を浮遊している耳石
耳石が後半規管に入ると「後半規管型（A1）」、水平半規管に入ると「水平半規管型（A2）」の症状が現れます。

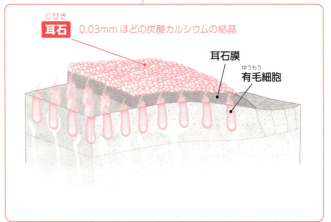

耳石（じせき） 0.03mmほどの炭酸カルシウムの結晶
耳石膜
有毛細胞（ゆうもう）

耳石器（じせきき）の構造
体の動きに伴って耳石が動くと、耳石膜の下にある有毛細胞から神経に電気信号が送られ、「体が動いた」という情報が脳に伝達されます。

> **症状 A2** 良性発作性頭位めまい症（水平半規管型）
> じっとしていれば何ともないが、寝返りをしたり、寝ていて頭を左右に少し動かすとくるくる回ってしまう。だいたい30秒から1分くらいでおさまる。

　この症状の場合には、良性発作性頭位めまい症（水平半規管型）が考えられます。症状A1の良性発作性頭位めまい症では後半規管に耳石が入り込んでいましたが、このタイプでは水平半規管に耳石が入り込んでおり、寝返りの動作で最も強くめまいが起こります。めまいが始まった日は起き上がれないくらいの非常に強い回転性めまい（くるくる回るめまい）を起こすことがあり、救急車で病院に運ばれる方もいます。通常、耳石が半規管に入り込んだ翌日からこのような症状になります。この場合も、やはり頭を積極的に動かすことが治療のために必要です。まずは寝返り体操（▶60ページ参照）を試してみてください。1〜2週間行っても効果がない場合には、医師の診断を受けることをおすすめします。

片側前庭障害
歩くときに気をつけないとふわふわしてしまい、転びそうになることがある。

　この症状の場合には、片側前庭障害が疑われます。きっかけとして起き上がれないほどの激しいめまいが数日続いたあと、後遺症としてふわふわが続いている場合（**症状 B1：前庭神経炎の後遺症**）、そのようなきっかけはなく、だんだんとふらふらするようになった場合（**症状 B2：進行性前庭障害**）、年齢とともに少しずつこの症状が出てきた場合（**症状 B3：老人性平衡障害**）があります。
　また、はっきりとしたきっかけとして大きなめまいとともに難聴があった場合（**症状 B4：めまいを伴う突発性難聴の後遺症**）、あるいは顔面神経麻痺が同時に起きていた場合（**症状 B5：ハント症候群*の後遺症**）もあります。いずれの場合にも弱ってしまった前庭の機能を補うため、めまいリハビリによって小脳の学習を行い治療します。

---

*ハント症候群：水痘・帯状疱疹ウイルス（みずぼうそうを起こすウイルス）が原因で顔面の麻痺を来す病気です。耳や耳の穴に水ぶくれやかさぶたが生じます。また、難聴、耳鳴り、めまいを伴うこともあり、顔面麻痺のみならず長期間のふらつきに苦しめられる患者さんも少なくありません。

症状 C　一過性前庭障害

普段は何ともないが、この前初めて回転性のめまいがあった。現在は特に何の症状もなく、あまり生活にも困っていないが、この前起きためまいはいったい何だったんだろうかと思う。

　この症状の患者さんは一過性前庭障害であった可能性があります。一時的に内耳の前庭に対する血流障害が起きるなどして、前庭機能が低下したためと考えられます。一時的なものと考え、様子をみてよいと思います。しかし、いつめまいが起きるか心配で外出に支障を来たしているなど、日常生活に影響がある場合には、やはりめまいリハビリが必要となります。

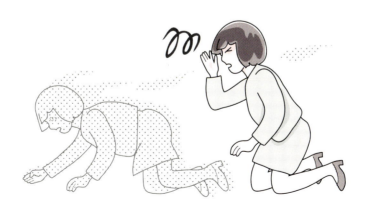

反復性めまい

普段は何ともないが、ときどきスイッチが入ったようにぐるぐる回るあるいはふらふらするめまいの発作を繰り返す（数分から数日以上続く）。

これらはまとめて反復性めまいと呼び、次に示すような病気があります。

症状D1：メニエール病　めまいの発作のときには同時に耳鳴りが大きくなったり、耳が聞こえにくくなったりする。

　この症状の場合には、メニエール病が考えられます。しかし、実際にはメニエール病を正しく診断されていない患者さんも多いので、まずは正確な診断が必要です。詳しい治療の内容については専門的になりますので、他書に譲ります。

　また、メニエール病と考えられている患者さんの中で、若い頃に片頭痛があった、あるいはめまいに関連して頭痛が起きるといった方では前庭性片頭痛（片頭痛関連めまい）の可能性があります。そのような症状の方は次のD2をご覧ください。

> **症状 D2：前庭性片頭痛（片頭痛関連めまい）**　普段は何ともないが、ときどきめまいの発作があり、その後ふわふわした感じが数日以上続いてしまう。耳鳴りや耳が聞こえにくいといった症状が一緒に起きることもある。
> 若い頃から片頭痛持ちであった、またはめまいの前後に頭痛が起きることがある。

　めまいと頭痛は全く無関係に起きていることもあり、患者さん自身は意識していないこともあります。この症状の場合には前庭性片頭痛（片頭痛関連めまい）が考えられます。この病気はこれまであまり知られていませんでしたが、難治性めまいの患者さんの中にはかなりの割合で含まれていることがわかってきました（▶コラム「前庭性片頭痛とは？」、22 ページ参照）。頭痛持ちの患者さんの中には、自分が若い頃に頭痛持ちであったということを忘れてしまっている方もいますので、以前ご自分が頭痛持ちであったかどうかという点をしっかりと思い出してください。メニエール病という診断を受けていて治療の効果があまり得られていない場合にも、この病気の可能性を考えてみる必要があります。このめまいの場合には、片頭痛の予防治療が必要です。まずは生活改善を行い（▶ 92 ページ参照）、効果がない場合にはお薬を用います。さらに、めまいリハビリも有効です。

> **症状 D3：パニック発作**　短時間のめまいの発作が繰り返し起き、いつめまいが起きるか不安。

　　この症状の場合には、パニック発作の可能性があります。どきどきしたり、息が苦しくなったり、人によっては電車や車に乗るのが怖くなるなど、日常生活に制限が出てきます。この場合には、お薬で不安をやわらげ、リラックスするための呼吸法に加え、めまいリハビリも有効です。

> **症状 D4：反復性平衡障害**　普段は何ともないがときどきめまいの発作があり、その後ふわふわした感じが数日以上続いてしまう。

　　この症状の場合には反復性(はんぷくせい)平衡障害の可能性があります。この病気は原因がはっきりわかっていませんが、一部 D2 の前庭性片頭痛（片頭痛関連めまい）が含まれている可能性もあります。また、心因性のものが原因の場合もあります。あります。治療はめまいリハビリを行って、常に脳を学習させておくことです。それにより発作が起きなくなったり、発作の時間が短くなります。残念ながら予防に有効なお薬はいまのところありません。めまいの発作が起きたときにどのように対処するか、前もって考えておくことが必要です。普段から規則正しく、無理のない生活を心がけましょう。

心因性めまい、持続性平衡障害、下船病（げせんびょう）

じっとしていてもいつもふわふわ、ふらふらする症状がある。歩くとふわふわ雲の上を歩いているような感じがする。

症状 E1：心因性めまい　明らかな原因がないのに、座っていても、じっとしていてもふわふわしている感じがする。歩いているときだけ、ふわふわした感じがすることもある。

　この症状の場合には心因性めまいの可能性があります。一般的には、抑うつ気分や不安な気分になっていることが多いのですが、かならずしもこのような精神的な症状がないこともあります。原因として、脳内のセロトニンというホルモンが不足した状態が想定されています。セロトニンは過労やストレスによって低下します。そのような状況では、脳が過敏な状態になり、実際には揺れていないのに揺れているような異常感覚を感じるようになります。すると、それがまたストレスになり、めまいの悪循環が起こります（図8）。このような状態では、脳内のセロトニンを増加させるお薬を使用します。ＳＳＲＩ（エスエスアールアイ）（セロトニン再取り込み阻害薬）と呼ばれるお薬です。また、めまいリハビリを行うことでもセロトニンを増やすことができます。

> **症状E2：持続性平衡障害** なんらかの平衡感覚器の障害があると考えられるが、諸検査でははっきりとした異常を指摘できない。

　この場合にも、じっと座っていてもふわふわした感じという症状を来たします。体を動かしたときのほうが症状が強い傾向があります。この場合には、めまいリハビリを行うことで症状を改善させることができます。

図8 ストレスがめまいを悪化させる悪循環

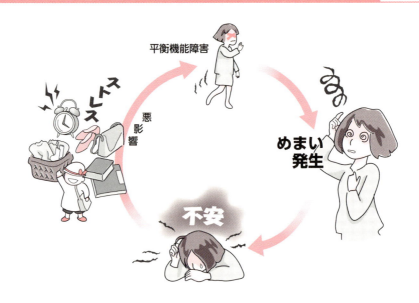

"めまい"そのものがストレスとなり、さらなる"めまい"を引き起こします。

> **症状 E3：下船病** 乗り物に乗っている間は平気なのに、下りたあとに長時間揺れを感じたり頭痛・吐き気がおきたりする。

　乗り物酔いは、車や船、飛行機などの乗り物内でゆらぎがくり返されると、吐き気や嘔吐など不快症状のおこる現象です。移動空間にいるときは症状が出ず、静止した空間に戻ると、揺らぎや頭痛、吐き気がおこる病気を下船病（Mal de debarquement）といいます。しばらく乗船したあとで下船し、大地がゆれる感じを覚えたことがあるはずです。通常、数分から1、2時間でこの感覚は消失します。しかし、下船病が重症になると、数時間どころか数ヶ月から数年後も、訴えがつづきます。東日本大震災の後も同様の症状を訴える方がいましたが、こちらは地震酔いと呼び短時間で改善する方が多かったようです。不安によって症状が長びくことが知られていますが、はっきりとした原因は不明です。現在、一部の患者さんにリハビリの有効性が報告されています。

6 いろいろなめまいの頻度と今話題のめまい

　それでは、これまでご説明しためまいの中でどのようなめまいの患者さんが多いのか、私の勤務していた病院のデータを参考にみていきたいと思います（図9）。最も多くみられるめまいは良性発作性頭位めまい症（りょうせいほっさせいとうい）（症状A1、A2）でした。次いで片側前庭障害（へんそくぜんていしょうがい）（症状B）、一過性前庭障害（症状C）でした。

　しかし、他の病院で診断が確定しなかった患者さんに限ってみてみると、圧倒的に前庭性片頭痛（ぜんていせいへんずつう）（片頭痛関連めまい：症状D2）が多く、約50％を占めており、続いて30％は片側前庭障害（症状B）であることがわかりました。他の病院で診断が確定しなかっためまいの中に最も多く含まれていた前庭性片頭痛（症状D2）については、コラム「前庭性片頭痛とは？」をご覧ください（▶22ページ参照）。

図9 めまいの頻度

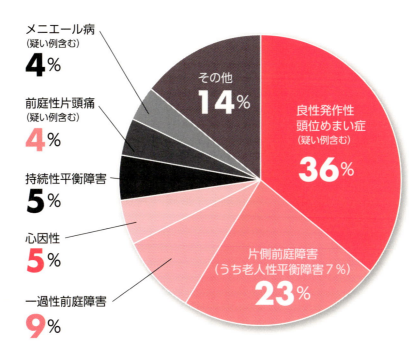

（日野市立病院を受診した370人の内訳、2010年6月〜12月）

7 めまいリハビリをはじめる前に

● めまいは危険な症状なのでしょうか？ ●

　めまいの患者さんにとって最も不安なことは、めまいが危険な病気の兆候ではないかということでしょう。特に、繰り返しめまいが起きると不安が強くなってきます。しかし実際には、重大な病気が原因でめまいが起こることは非常にまれです（▶コラム「危険なめまいとは？」94 ページ参照）。しかし、めまいは危険な病気のサインではなくても、集中力の低下や吐き気や倦怠感（けんたいかん）などの不快な症状を引き起こします。

　めまいを感じると多くの患者さんは行動を制限し、素早い動きをしないようにします。このことによって、体には肩こりや頭痛が起き、心には健康ではないという感覚が生じます。めまいのために仕事ができなくなったり、一人で外出や旅行ができなくなってしまう方もいます。年をとるにしたがって、転倒してけがをしないためにも、めまいを早く治すことは非常に重要です。安定したバランス制御を身につけておくためには、めまいリハビリで脳を鍛える必要があります。

● めまいを治すにはどうしたらよいのでしょうか？ ●

　残念ながら平衡感覚をすぐに正常化させるお薬はありません。医師はめまいや吐き気を抑えるためにお薬を処方してくれるかもしれませんが、これらはめまいを完治させるわけではありません。多くの場合、何もしなくてもめまいは改善していきます。もし自然に回復しない場合には、この本で紹介するめまいリハビリによって脳を学習させ自然な回復を助けることができるのです。

● めまいを治すための呼吸法とめまいリハビリテーション ●

　めまいは、これまでご説明したような原因で起きますが、医師が必ずしもめまいの原因を特定できないこともあります。多くの場合、治療の目的でお薬が処方されると思います。しかし、お薬では一時的な症状を改善させることはできても根本的には治りません。めまいを治すのは自分自身の努力なのです。

　それではどうすればよいのでしょうか？　リラックスできる呼吸法を覚え、小脳を鍛えるためにめまいリハビリをする必要があります。自分でできるめまいの治療方法を覚えましょう。この本で紹介するめまいリハビリは、たとえめまいの原因が特定できない場合でも回復を早めることができるのです。また、これらのリ

ハビリはいつ、どこでも、道具を何も使わずにできるところがポイントです。めまいを治すためにリハビリで脳を鍛えましょう。まずはじめに、リハビリの前に行うストレス対処法を紹介します。「ストレスがある」と感じている方は、この項目から始めてください。ストレスがそれほどないリラックスした状態だと思える方は、次の項目「❽自宅でできる基本のリハビリと特別なリハビリ」（▶49ページ参照）から開始してください。

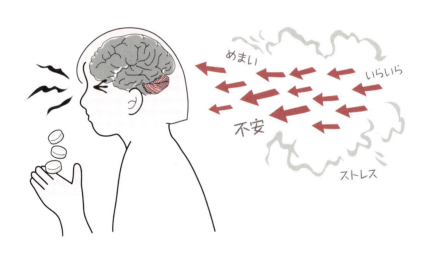

● ストレスがある場合 ●

　ストレスはどのようにめまいや吐き気に影響を及ぼしているのでしょうか？　最近の研究では、ストレスがある状態ではめまいにうまく対応できないため、より強いめまいや吐き気を感じることがわかってきました。吐き気や嘔吐をコントロールしている自律神経系は、自分の意志ではコントロールできない体全体の反射（血圧、呼吸、体温など）をコントロールしています。ストレスが加わると自律神経反応によって呼吸や心拍数が早くなります。その結果、めまいや吐き気をより感じやすくなるのです。平衡感覚系がうまく機能していないときにストレスが加わると、通常の2倍くらいめまいや吐き気を感じやすくなります。

　めまいのある患者さんのもう1つの問題は、めまいそのものによってストレスを感じるということです。そして、ストレスはさらに症状を悪化させます（▶図8、36ページ参照）。ご自身でもストレスがあると、めまいを感じやすくなっているということに気づいているかもしれません。この理由は、ストレスがあると脳がいろいろなことに過敏に反応しやすくなるからです。

● ストレスの対処法について ●

　めまいの原因となっている前庭(ぜんてい)機能を直接改善するお薬はありません。病院では、めまいや吐き気を改善させるお薬が処方されるかもしれません。しかし、これらはめまいを根本的に治してくれるわけではありませんので、ずっと内服し続ける必要はありません。その代わりに、この本でご紹介する方法によって自分のストレスを減らし、めまいや吐き気を軽減させることができます。

　はじめに、めまいや吐き気を悪化させるストレスを軽くする方法を2つ紹介します。1つは呼吸をコントロールして呼吸回数を減らし、めまいや吐き気を軽くする方法です。そして、もう1つの方法はストレスそのものを減らすことです。生活習慣を変えストレスにならないようにする（ストレスマネージメント）ことですが、これは容易ではありません。めまいそのものがストレスを悪化させている場合には、考え方のコントロールの方法を用いて、意識をめまいからそらせることが有効です。ストレスがなければ、めまいの症状がストレスによって悪化することがなくなります。この本に書かれているストレスを緩和する方法は、これまで痛みなどの難治性疾患で用いられてきた方法です。これらの方法はストレスを軽減させて症状および、生活の質を改善することが科学的に示されています。これらの方法が適切であるかは実際

に試してみるしかありません。副作用が全くないわけではありませんが、まずは試してみることです。

　人によってストレスの原因や影響は異なります。まず、ストレスを軽減させるために1日に1回か2回、10分程度の時間をみつけてください。いま、どの時間に行うかを決めましょう。次にどこで行うかについて考えてください。リラックスできて、誰にも妨害されない静かな場所をみつけてください。

1）呼吸をコントロールする（呼吸法）

　ゆったりとした気持ちでリラックスした状態を得るためには、腹式呼吸を行い、呼吸をコントロールすることが有効です。はじめに、できれば静かで心地よい場所に座ってください。きつい服はゆるめて目を閉じてください。両手をおへその上に置いてください。呼吸の際に、この手を意識して胸の上のほうから呼吸することは避け、胃の部分がゆっくりと上がったり下がったりするように呼吸をしてください。鼻から息を2秒間かけて吸って、4秒間かけて口からはき出してください（図10）。はじめは呼吸のコントロールに努力が必要ですが、静かな場所で毎日練習をすることで自然にできるようになります。

　もし、このゆっくりとした呼吸の際に、息が十分に吸えないと感じる方は、普段、呼吸をしすぎていると考えられます。このよ

図10 腹式呼吸の方法

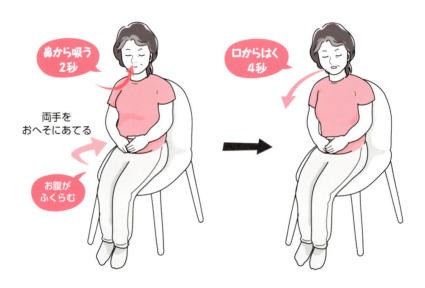

両手をおへその上に置いて行います。おへその上に置いた手が息を吸うときに盛り上がるように意識して行います。はじめは2秒かけて鼻から吸って、4秒で口から吐き出します。慣れてきたらだんだん長くしていってください（5秒で吸い、10秒で吐き出す程度まで）。

うな場合には、体が必要だと思っている酸素の量をリセットする必要があります。これには10秒間呼吸を止めることが有効です。体がより少ない酸素量でも大丈夫なように慣れていく必要があるので、呼吸を止めるときには深く息を吸ってはいけません。数週間、静かな場所で呼吸の回数を減らせるように練習を続けると、日常生活の中でも自然にゆっくりとした呼吸ができるようになります。めまいや吐き気がしたとき、また呼吸の回数が増えてきたなと感じたときには、これを毎日練習してください。

2) 考え方をコントロールする

　自分の症状について考えるのをやめることが難しいとき、あるいは自分の症状について不安や、不幸であると感じているときには、考え方をコントロールすることが有効です。この方法は痛みなど、体の他の症状をもつ患者さんに有効であった方法です。

　ストレスとなっている問題を頭から切り離すことは実際には難しく、なかなかその問題や症状について考えるのをやめることはできません。これは自然な反応です。もし問題が解決可能であれば考え続けることも有効な手段です。しかし、問題や病気が長期にわたり悪化しているようなときには、注意をそらす必要があります。ある考えをやめようと思うと余計にそのことを考えてしまうときに一番よい方法は、別の考えで頭の中を満たすことです。

ストレスを感じている場合には、興味のあることに没頭することによって、それ以上ストレスを感じなくなります。ストレスを感じたり病気のことばかり気になっていると感じたら、すぐに他のことに考えを向けるようにしましょう。窓の外を見たり、テレビを見たり、友人と電話をしたり、本を読んだりしてみましょう。

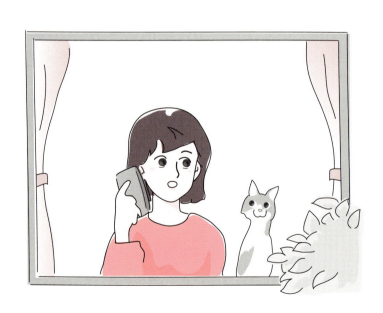

8 自宅でできる基本のリハビリと特別なリハビリ

　これからご紹介するリハビリの目的は、目と耳と足の裏を刺激して脳を学習させることにあります。慣れるまではめまいや吐き気などのつらい症状を伴いますが、それを克服して脳に学習をさせることでめまいがよくなります。つらい症状に負けず、がんばってリハビリを続けましょう。逆にリハビリをしてもめまいを感じないようであれば、そのリハビリを行う意味はあまりありません。ご自身が少しめまいを感じるくらいの刺激を加えることが必要です。

　まずはじめに、リハビリを行う時間を決めましょう。リハビリは毎日行うことが大切です。おすすめは起床時、朝食前、昼食前、夕食前、就寝前、入浴時などです。次にリハビリを行う場所を決めましょう。座って行うことのできる場所を探してください。

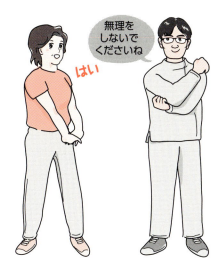

基本

めまいの方全員に ❶〜❻

❶〜❻のリハビリを3回繰り返すことを1セット（約10分）として、1日3セット（朝・昼・夕）行ってください。声を出してリハビリを行うことが脳に学習させるためには非常に重要です。

基本 1　首振り

- 左右に30度程度、首を振ります（ご自分にとって快適な範囲で）。
- 回数を声に出して「1、2、3・・・」と数えます。
- 10秒間で20回行います。
- 目線は頭を振った方向を見てください。
- 20回行ったら10秒休憩し、もう20回行ってください。（計30秒）

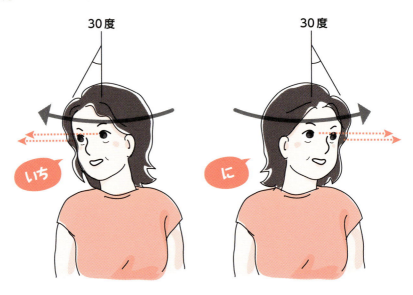

基本 2 うなずき

- 上下に30度程度、首を振ります（ご自分にとって快適な範囲で）。
- 回数を声に出して「1、2、3・・・」と数えます。
- 10秒間で20回行います。
- 目線は頭を振った方向を見てください。
- 20回行ったら10秒休憩し、もう20回行ってください。（計30秒）

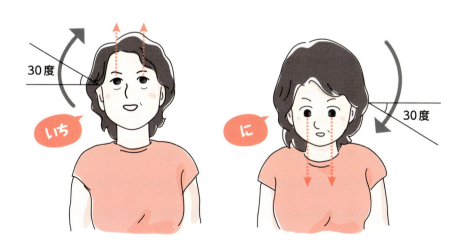

目をつぶって首振り

- ❶の首振り体操を目をつぶって行います。
- 回数を声に出して「1、2、3・・・」と数えます。
- 10秒間で20回行います。
- 20回行ったら10秒休憩し、もう20回行ってください。(計30秒)

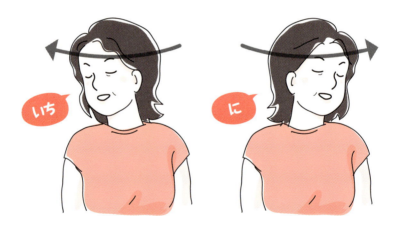

基本 4 目をつぶってうなずき

- ❷のうなずき体操を目をつぶって行います。
- 回数を声に出して「1、2、3・・・」と数えます。
- 10秒間で20回行います。
- 20回行ったら10秒休憩し、もう20回行ってください。（計30秒）

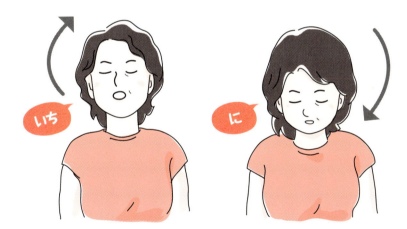

振り返る

・目の高さで目の前に出した親指の先を見つめながら、首を素早く左右に振ります。
・指先が視野からずれないように、じっと見つめながら行ってください。
・回数を声に出して「1、2、3・・・」と数えます。
・10秒間で20回行います。
・20回行ったら10秒休憩し、もう20回行ってください。（計30秒）

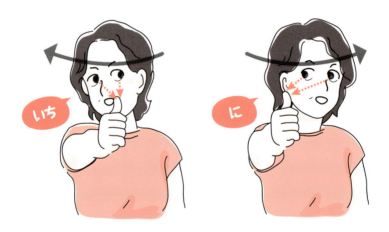

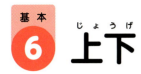

基本6 上下（じょうげ）

- 目の高さで目の前に出した親指の先を見つめながら、首を素早く上下に振ります。
- 指先が視野からずれないように、じっと見つめながら行ってください。
- 回数を声に出して「1、2、3・・・」と数えます。
- 10秒間で20回行います。
- 20回行ったら10秒休憩し、もう20回行ってください。（計30秒）

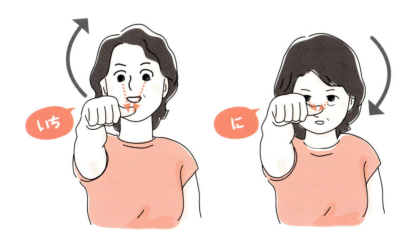

ここまで全部を1日3回行うと30分程度かかります。
くらくらするのは効果が期待できる証拠です。がんばって続けましょう！

特別編 1

上級者向け ❼・❽

❶〜❻のリハビリをしても全くめまいを感じない方は、歩きながら行うリハビリに挑戦してみましょう。
1日2回（朝・夕）行います。

特別編1 ❼ 首振り歩行

- まっすぐ歩きながら、左右に30度程度、首を振ります。無理をせず軽く振る程度で大丈夫です。
- 1歩進むごとに1回首を振ります。
- 回数を声に出して「1、2、3・・・」と数えます。
- 10秒間で10歩（10回）です。
- 目線は頭を振った方向を見てください。
- 10歩進んだら10秒休憩し、もう10歩行ってください。（計30秒）

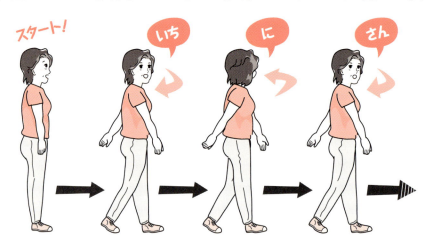

特別編1 ⑧ うなずき歩行

- まっすぐ歩きながら、上下に30度程度、首を振ります。無理をせず軽く振る程度で大丈夫です。
- 1歩進むごとに1回首を振ります。
- 回数を声に出して「1、2、3・・・」と数えます。
- 10秒間で10歩（10回）です。
- 目線は頭を振った方向を見てください。
- 10歩進んだら10秒休憩し、もう10歩行ってください。（計30秒）

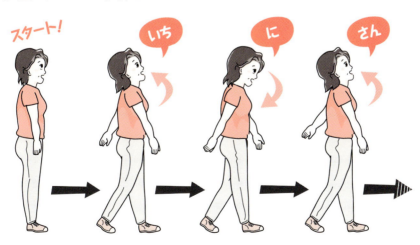

特別編2

体調チェックのために ❾

その日の体調を調べる検査としても、リハビリとしても行えます。
1日2回（朝・夕）行います。

特別編2 ❾ 足踏み検査

- 両手をまっすぐ前に伸ばした状態で目をつぶり、同じ場所で50歩足踏みをします。
- なるべく太ももが水平になるようなイメージで、膝を高く上げるようにします。
- 歩数を声に出して「50」まで数えながら行います。
  ※危険ですので、ふらつきの強い方は絶対に一人で行わないでください。

「50」まで数えたら目を開けてみましょう。

目を開けたときに、元の場所からどれくらいの距離移動したか、どれくらいの角度ずれたかを測定します。元の場所からの移動・ずれが、前に1メートル以内、および左右に45度以内におさまらない場合には、あまりよい状態とはいえませんので、外出などに注意が必要と考えられます。

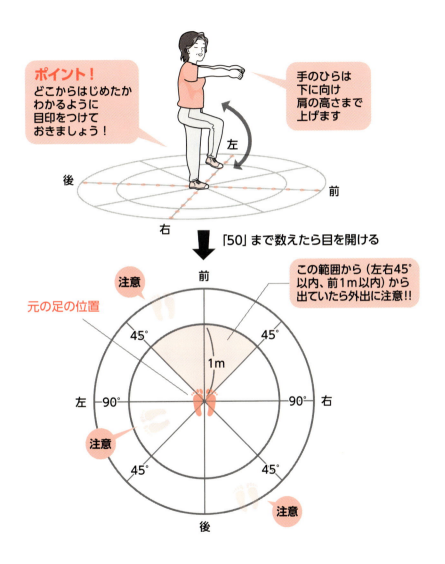

特別編 3 　良性発作性頭位めまい症の方のために ⑩〜⑬

特別編3 ⑩ 寝返り体操

特に、寝返りでめまいが起きる方、良性発作性頭位めまい症（水平半規管型（すいへいはんきかんがた）、後半器管型（こうはんきかんがた）の両方とも）と診断された方のための体操です。まくらのない状態で行ってください。めまいがしてもがんばって行います。

・1つの姿勢につき、それぞれ声に出して「10」まで数えます。
・①〜⑥の動作を3回繰り返します。

① 仰向けに寝た状態で、声に出して「10」まで数えます（第一頭位）。
② 首だけを右に90度回転させ、同じように「10」まで数えます（第二頭位）。
③ 右90度を見たまま、体も90度回します。「10」まで数えます(第三頭位)。
④ 仰向けに戻り、ここでも「10」まで数えます(第一頭位)。
⑤ つぎに、首だけを左に90度回転させ、同じように「10」まで数えます（第四頭位）。
⑥ 左90度を見たまま、体も90度回します。「10」まで数えます(第五頭位)。もとの仰向けの状態に戻ります(第一頭位)。

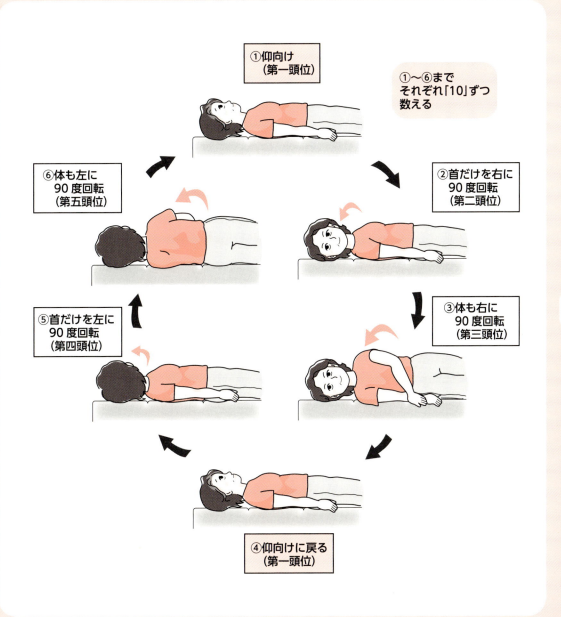

特別編3
11 ブラントダロフ法

特に、朝起き上がるのが怖い方、美容院や歯医者に行けなくなってしまった方、良性発作性頭位めまい症（後半規管型）と診断された方のための体操です。めまいがしてもがんばって行います。

・ベッドの中央付近で端のほうに腰掛けて行ってください。
・①〜⑨の動作を繰り返します。
・目は開けたまま行います。
・①〜⑨を5回続けて1セットとします。
・朝1セット昼1セット夜1セット行います。

左耳が悪い場合（病側が左）

① 真っ直ぐ前向きに座ります。
② 左耳の方へ1〜2秒かけてゆっくり倒れます。首は右45度に向けます。
③ 声に出して「30」まで数えるか、めまい感がなくなるまでそのままでいます。
④ 1〜2秒かけてもとの座った体勢に戻ります。
⑤ 真っ直ぐ前向きに座り、声に出して「30」まで数えます。
⑥ 右耳の方へ1〜2秒かけてゆっくり倒れます。首は左45度に向けます。
⑦ 声に出して「30」まで数えるか、めまい感がなくなるまでそのままでいます。
⑧ 1〜2秒かけてもとの座った体勢に戻ります。
⑨ 声に出して「30」まで数えます。

* 右耳が悪い場合（病側が右）は下記の順番で行います。
①' → ⑥ → ⑦ → ⑧ → ⑨ → ② → ③ → ④ → ⑤

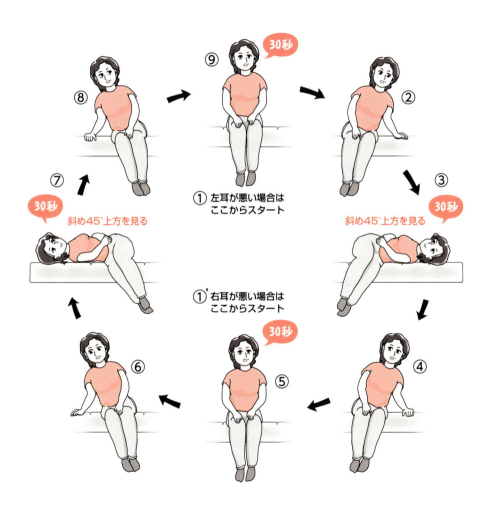

特別編3
12 エプレー法

特に、朝起き上がるのが怖い方、美容院や歯医者に行けなくなってしまった方、良性発作性頭位めまい症（後半規管型）と診断された方のための体操です。めまいがしてもがんばって行います。

・首や腰が悪い方にはお薦めできません。
・骨粗鬆症の方はなるべく控えましょう
・①〜⑥を1日に2回行ってください。
・おすすめは、朝起きるときに1回、夜寝る前に1回です。

左耳が悪い場合（左エプレー法）

① 脚を伸ばして座り、左45度の方向に首を向けます
② 首の角度を変えずに仰向けに寝て、声に出して「30」まで数えます（第1頭位）。
③ 寝たまま首を右45度の方向にゆっくり向けて、声に出して「30」まで数えます（第2頭位）。
④ 首の角度を固定したまま、右に寝返りをうちます。顔は真下を向き、身体は少し斜めになります。そのまま声に出して「30」まで数えます。（第3頭位）。
⑤ 右を向いたままの姿勢でさっと起きあがり、起きあがった姿勢のまま座ります。
⑥ 脚を伸ばして座り直すと同時に、首を下に向けて（おへそを見る）、ゆっくり声に出して「100」まで数えます（第4頭位）。

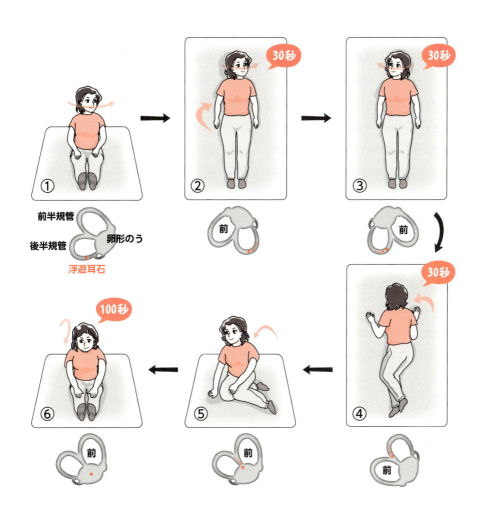

右耳が悪い場合（右エプレー法）

① 脚を伸ばして座り、右45度の方向に首を向けます
② 首の角度を変えずに仰向けに寝転がり、声に出して「30」まで数えます（第1頭位）。
③ 寝たまま首を左45度の方向にゆっくり向けて、声に出して「30」まで数えます（第2頭位）。
④ 首の角度を固定したまま、左に寝返りをうちます。顔は真下を向き、身体は少し斜めになります。そのまま声に出して「30」まで数えます（第3頭位）。
⑤ 左を向いたまま さっと起きあがり、起きあがった姿勢のまま座ります。
⑥ 脚を伸ばして座り直すと同時に、首を下に向けて（おへそを見る）、ゆっくり声に出して「100」まで数えます（第4頭位）。

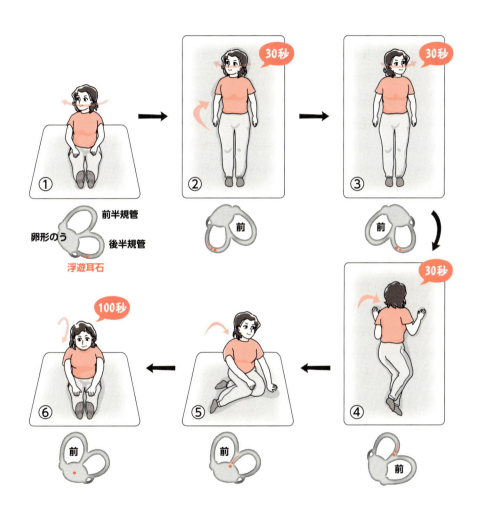

特別編3

13 レンパート法

特に、寝返りでめまいがする方、良性発作性頭位めまい症（水平半規管型(すいへいはんきかんがた)）と診断された方の体操です。めまいがしてもがんばって行います。
・あおむけの状態から 3/4 回転します。1 回転はしません。
・①～⑧を、時間を空けて 1 日 3 回行ってください。

左耳が悪い場合（右レンパート法）

基本姿勢　あおむけに寝て声に出して「10」まで数えます。
① 首だけを右に向けて、声に出して「10」まで数えます。
② 体も右に向けて、声に出して「10」まで数えます。
③ 首だけを真下に向けて、声に出して「10」まで数えます。
④ 体も下に向けてうつぶせになり、声に出して「10」まで数えます。
⑤ 首だけを右に向けて、声に出して「10」まで数えます。
⑥ 体も右に向けて、声に出して「10」まで数えます。
⑦ ⑥の横向きの姿勢のまま起きあがって座ります。
⑧ 脚を伸ばして座り、声に出して「100」まで数えます。

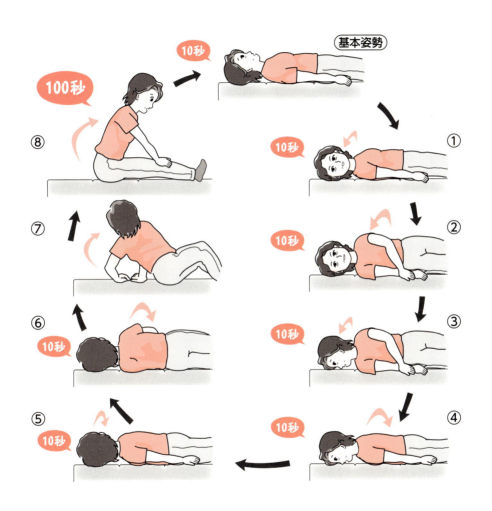

右耳が悪い場合（左レンパート法）

基本姿勢　あおむけに寝て、声に出して「10」まで数えます。
① 首だけを左に向けて、声に出して「10」まで数えます。
② 体も左に向けて、声に出して「10」まで数えます。
③ 首だけを真下に向けて、声に出して「10」まで数えます。
④ 体も下に向けてうつぶせになり、声に出して「10」まで数えます。
⑤ 首だけを左に向けて、声に出して「10」まで数えます。
⑥ 体も左に向けて、声に出して「10」まで数えます。
⑦ ⑥の横向きの姿勢のまま起きあがって座ります。
⑧ 脚を伸ばして座り、声に出して「100」まで数えます。

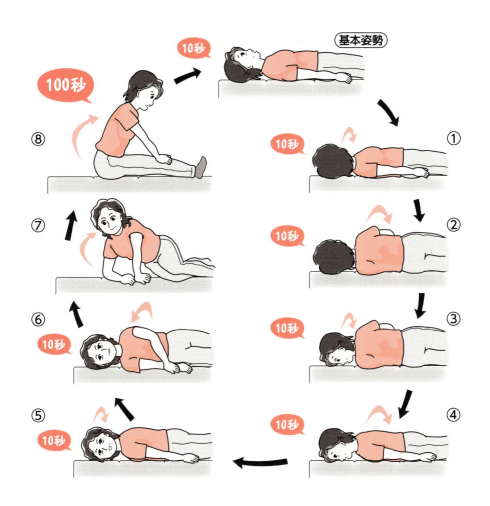

リハビリが無効なめまいとは?

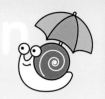

　これまで多くの患者さんにめまいのリハビリを指導してきました。きちんと毎日リハビリを続けていると必ず効果があります。しかし、残念ながらすべての患者さんに効果があるわけではありません。リハビリは小脳の学習ですから、やはり年齢とともにその治療効果は落ちてきます。特に80歳を越えたあたりから治療の効果は出にくくなり、85歳を越えるとさらに治療効果は出にくいようです。しかし、90歳を越えてもリハビリを続けることで効果を実感している方もいますので個人差があります。そして、もう一つ重要なことは、めまいが発症してからリハビリ治療を始めるまでの期間です。めまいが発症してから、リハビリ治療を始めるまでの期間の倍くらいの時間、リハビリ治療が必要と説明しています。たとえば、めまいが発症してから1ヵ月後にリハビリ治療を始めた場合には、2ヵ月はがんばってください。早く治療を始めれば早く効果が出るということです。すなわち、鉄は熱いうちに打てということです!!

　「❺　あなたのめまいは?」(▶23ページ参照)で示した病気の原因でいうと、特に小脳(②)が原因のめまいでは効果が出にくいようです。また、大脳(③)、ストレス(④)が原因の場合にはリハビリだけでは効果が出にくいため、③では薬物治療と生活習慣に気をつけ、④では薬物治療に加え、呼吸法やストレスへの対応を同時に行う必要があります。

9 リハビリを続ける上での疑問点

　リハビリは目的をきちんと理解した上で行うことが非常に重要です。リハビリという単語からは筋肉を鍛えるという印象をもつかもしれません。しかし、めまいの患者さんは筋肉が弱くてふらふらしているわけではありません。そのため、めまいリハビリではバランスの中枢である小脳に学習させることを目的として行います。学習のためには声を出して行うことが非常に重要です。

● めまいリハビリは本当に有効ですか？ ●

　これまでの研究で、このめまいリハビリを数カ月続けた患者さんの約70〜80パーセントで症状の改善が認められました。これらの治療を行わなかった患者さんには改善が認められなかったのです。もし、これらのリハビリを行ってみてめまいを感じるようであれば、あなたにはそのリハビリが必要だということなのです。小脳を鍛えて体がその動きに対する対応を学習しない限り、日常生活で同じような動きをするとめまいを感じてしまいます。

● めまいリハビリはどうして有効なのですか? ●

　船に乗るとはじめは揺れている感覚がしていますが、長時間乗っていると慣れてきて揺れを感じなくなります。めまいリハビリもこれと同じです。脳は少しずつめまいがある状態に適応し、ふらふらする症状は改善していきます。しかし、自分があえてめまいを感じるような動きをしなければ脳は学習できません。特にめまいのリハビリでは、この本でご紹介した方法を用いて目（視覚）、耳（前庭覚）、足の裏（体性感覚）を刺激してバランスの中枢である小脳を鍛え学習させます。繰り返しになりますが小脳を鍛えてめまいを治しましょう。

● めまいリハビリは危険ではないのですか? ●

　めまいリハビリは日常生活でみられる頭の動きが基本となっているので危険性はありません。もし、このリハビリを行ってめまいを感じるようであれば、それは効果が期待できるということです。リハビリをすることによってバランス制御システムに害を与えるということはありません。ただし、以下のような症状のある方はめまいリハビリを避け、リハビリを行ってもよいかどうか医師に相談してください。
→頸部に鋭く強い痛みが続いている、手足の脱力感、意識消失、複視など。

● 症状の回復に応じてめまいリハビリを調整します ●

　初めてめまいリハビリを行うと、少しめまいがするかもしれません。その場合には、もう少しゆっくりと行ってください。しかし決してとばしたり、やめたりしてはいけません。リハビリを続けることによってのみ、めまいを治すことができるのです。ゆっくりとリハビリを行ってもめまいがしなくなったら、今度は倍の速度で行うなど少しずつ速度を速めていってください。

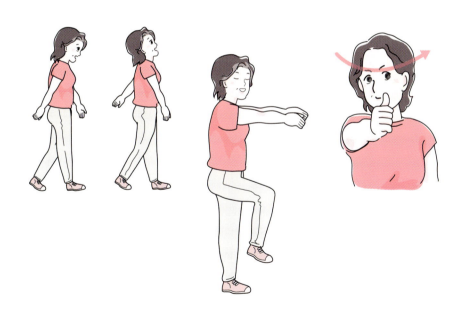

10 めまい患者さんのための生活の工夫

　めまいリハビリや呼吸法、薬物治療などあらゆる方法を行うことによって、少しずつめまいの症状が改善してきます。しかし、めまいを完全にゼロにすることはできず、どうしてもめまいの発作が起きてしまうことがあるかもしれません。めまいには悪化因子（**表1**）が知られており、このような場合には、めまいが起きてしまう患者さんがいます。「備えあれば憂いなし」のことわざのように、このような状況に対する対応はめまいが起きる前から考えておく必要があります。低気圧の接近や、更年期などは避けようがないですが、これらのものが悪化因子になることを知っておくのは重要です。睡眠不足や風邪などの体調不良については、ご自分で注意することによってある程度防ぐことができると思います。

表1　めまいの悪化因子

1）睡眠不足
2）風邪などの体調不良
3）寒くなったり、低気圧の接近
4）忙しい行事による疲れ
5）家族の病気などのストレス
6）人ごみ、デパート、ラッシュの交通機関などの視覚刺激
7）女性は生理の前後、更年期の時期（女性ホルモン）
8）暗いところから急に明るいところに出る、またはその逆
9）狭いところや高いところ

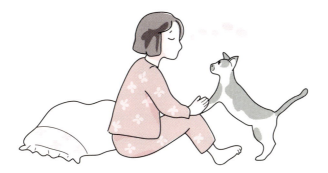

患者さんの知りたいアレコレ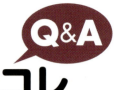

生活について

Q01 お酒は飲んでもよいでしょうか？

　少量の飲酒は問題ありません。適量のお酒でリラックスすることはめまいの治療においても重要です。お酒をたくさん飲むとふらふらするのは小脳（しょうのう）の機能が抑制されるからです。アルコールにはリハビリで学習した小脳の機能を低下させてしまう働きがあるのです。

Q02 飛行機に乗ってもよいでしょうか？

　めまいが起きると飛行機に乗ってよいでしょうか？　という質問をよくいただきます。めまい患者さんは気圧の変化によってめまいが悪化することがありますが、飛行機の搭乗のような急激な気圧の変化に反応するめまいは、外リンパ瘻（ろう）やメニエール病の一部の方だけです。ほとんどのめ

まい患者さんでは、飛行機の搭乗制限はありませんので問題ありませんと説明しています。

旅行に行ってもよいでしょうか？

 リハビリをずっと継続するためには自分にご褒美が必要です。リハビリをすると段々と体調がよくなってきますので、半年がんばったら友達や家族で旅行に行くというのは大変よいことだと思います。

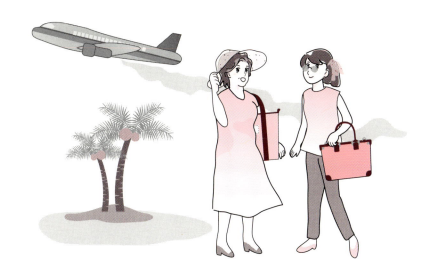

Q04 登山はしてもよいでしょうか？

めまいの程度やもともとの健康状態にもよります。登山は特に下山が危険です。ストックを持参するなどして、簡単な山から少しずつチャレンジしていってください。

Q05 車の運転はいつから可能でしょうか？

特に、前庭神経炎の後遺症（症状B1）で振り返るとふらっとする症状がある場合には運転は禁止です。また、めまいの発作後で明らかな眼振＊がある場合、発作の頻発期（週に2、3回の発作）でいつ発作が起きるかわからないときも禁止です。医学的には明確な規定がないのですが、医師の立場から「運転をしていいでしょう」というお墨付きはなかなか出しにくいのが現状です。この理由として万が一事故が起きたときに、医師が許可したのに事故を起こしたとして責任が問われる可能性があるからです。目安として、リハビリの基本⑤「振り返る」（▶54ページ参照）で、くらっとしなくなったらと説明しています。

＊**眼振**：前庭機能障害が起きると眼球が左右に痙攣するような動きを起こします。これを眼振といいます。眼球が痙攣するように動いているので、患者さんには目の前の景色が流れるように見え、めまいを感じます。患者さんの周りの方がめまいの状態を知ることができる一つの症状です。

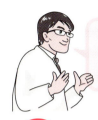 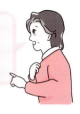

めまいリハビリについて

 入院して行うリハビリもあると聞きました。

　この本は患者さんがご自宅でのリハビリを行えるように書かれたものです。しかし、リハビリをしっかりと行うためには入院して行う必要があります。私たちの病院では入院の上、リハビリを行っています。しかし、残念ながら世界的にみても入院でめまいのリハビリを行っている施設はほとんどありません。

　入院することのメリットは次のようなものです。①リハビリを集中して特訓することで効果をしっかりと実感できる、②一人では続けにくいリハビリも同じ病気の仲間と集団で行うことによって続けることができる、③めまいのリハビリ以外のめまいの知識についても勉強することができる。

リハビリの回数についてですが、やればやるほどよいのでしょうか？

 何事も「過ぎたるは猶及ばざるが如し」で、やりすぎは逆効果です。決められた回数を決められた時間に行うのが一番効果的です。

 めまいリハビリはどのくらいのスピードで行うのがよいのでしょうか？

 ご自分が少しつらいと感じるくらいのスピードで行うのが一番効果的です。ゆっくりすぎではあまり効果がありませんし、早すぎるのも逆効果です。

 吐き気があってもリハビリを続けたほうがよいのでしょうか？

 多少の吐き気であればリハビリをしてください。つらいなと感じるときには、トラベルミン®、ナウゼリン®などの吐き気を抑える作用のあるお薬を飲んでからリハビリを行ってください。

Q10 リハビリはいつまで続けるのでしょうか？

　基本的には一生続けていく必要があります。リハビリはあくまでも学習なので、リハビリをやめてしまうと症状がまた再燃してしまう方がいるからです。しかし、かならずしも、すべてのリハビリプログラムを続ける必要はなく、ご自分が苦手だと思うプログラムを続けてください。

Q11 朝がつらいのですが、朝からリハビリをしないといけないでしょうか？

　めまいは朝に多く発生しますので、朝からめまいを克服する取り組みが必要です。また、吐き気が出やすい病気ですから、食前が絶対おすすめです。

Q12 めまいのリハビリ入院後、退院してからして良いことと悪いことを教えてください。

　非常に抽象的なご質問で答えに困ってしまいます。富士山など危険なところには登らないように。悪いことはしないでください（笑）とお伝えしています。飛行機の搭乗や海外旅行について聞かれることが多いのですが、外リンパ瘻などの特殊なめまいを除いては飛行機の搭乗を禁止する

必要はないと考えています。メニエール病の発作頻発の時期にも飛行機の搭乗は避けてもらっています。あとは、旅行で疲れてしまってめまいを誘発してしまうということがあるかもしれません。トラベルミン®はもともと酔い止めのお薬ですから、飛行機の搭乗後すぐにトラベルミン®を飲んで寝てしまうことをおすすめしています。

運動やリハビリをすると、直後に頭の中がもわっとした感じになるのはなぜでしょうか？

　運動をすると脳はたくさんの酸素が必要になります。そのため脳への血流を増加させようとする自律神経が活動し、血管を拡張させようとします。しかし、高齢になるに従って自律神経機能の低下、動脈硬化による血管拡張性の低下が起こり、運動後に脳にすみやかに血液が運搬されにくくなります。そのために一時的な脳虚血（のうきょけつ）状態になり、もわっとした軽い貧血のような症状が出現するのだと考えられます。

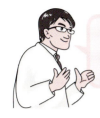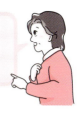

急性期の対応について

 もしめまい発作が起きてしまったらどうしたらよいでしょうか？ 救急車を呼んですぐ病院に行ったほうがよいでしょうか？

 「備えあれば憂いなし」です。発作が起きたらどうしようと考えるのではなく、発作が起きたらこうしようとあらかじめ対処法を考えておくとよいでしょう。発作が起きそうになったらめまい止めのお薬（トラベルミン®など）を内服し、横になってください。

　しかし、吐き気が強いときには内服もできないことがあります。安静にして寝ていてもどうしてもだめなときには救急車を呼ぶことになりますが、患者さんにとってはいつものめまい発作であっても、病院に行くと一通りの検査などが行われてしまいます。できれば家の近くに点滴や注射をしてもらえるかかりつけの病院や医院をつくっておくことが理想的です。これまでの私の経験では、急性期のめまい発作時に一番効果のあるお薬の処方は「アタラックス®-P 25mg＋生理食塩水100mL」を30分かけて行う点滴でした。あ

るいは、アタラックス®-P 25mgを注射するのも同様に有効です。これまでめまい発作で点滴をしてもらっても今ひとつ効果を感じられなかった方は、この点滴をしてもらえるよう担当の医師と相談してみるのもよいかもしれません（ただし、病院によってはこのお薬が置いてない場合があります）。

Q15 トラベルミン®とワイパックス®、ナウゼリン®の使い分けを教えてください。

　トラベルミン®は乗り物酔いにも用いられるお薬で、めまい止め作用、吐き気止めの作用があります。副作用として眠気や口の渇きがありますが、出現には個人差があって、全く出ない人もいます。

　ワイパックス®は精神安定剤の一種で、気持ちを落ち着かせる作用がメインです。めまいのときには不安が大きくなりますから、そういった不安な気持ちを落ち着かせるのに有効です。不安を抑えることによってめまいの発作も抑えることができる場合があります。

　ナウゼリン®は吐き気止めです。直接めまいを抑える作用はありませんが、めまいの発作のときに一番つらい症状は吐き気です。ただし、吐き気が始まってしまってからですとなかなか内服が難しいので、予感の段階で早めに飲んで

おくことが大切です。

Q16 めまいで出された薬について教えてください

　メリスロン®、セファドール®、イソメニール®、アデホス®は最も一般的に用いられる抗めまい薬です。いずれもめまい症状の緩和を目的としたお薬ですが、残念ながら小脳を鍛える作用はありません。一時的にめまいを改善させることは出来ますが、めまいの根治のためにはやはりリハビリが必要です。しかし、一時的にめまい症状を緩和させる目的で使用するには非常にすぐれたお薬です。長期に内服しても危険な副作用はあまりないため、非常に多く処方されています。

　デパス®は精神安定剤の一種です。睡眠作用もあるので、就寝前に投与されることが多いお薬です。非常に効果が高い一方で依存性が問題となっています。使い方については主治医の先生とよく相談されることをおすすめします。

　漢方薬（苓桂朮甘湯（りょうけいじゅつかんとう）など）については、さまざまな漢方薬がめまい治療に用いられますが、苓桂朮甘湯は最も一般的に用いられるものです。桂枝（シナモン）が入っているため、不安に対する作用があるのと、めまいの原因と考

えられている体の中の水の巡りを改善する作用があります。通常1〜2週間程度で効果が見られます。

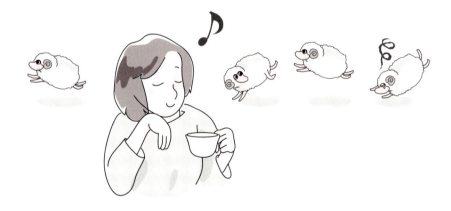

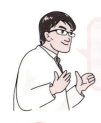 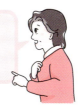

その他

 首からくるめまい（頸性（けいせい）めまい）はありますか？

　交通事故後のむち打ち外傷に伴うめまいは、首からくるめまいと考えてもよいかもしれません。しかし、そのような外傷のきっかけもなく首からくるめまいはないと考えています。めまいの原因の多くは耳（前庭（ぜんてい））の障害ですが、前庭からは首の筋肉へと神経の出力があり、前庭に障害が起こると、その結果として首の筋肉の緊張が高まり、首の痛みを感じると考えられます。つまり、首が原因ではなく、前庭機能障害の結果としてめまいが起き、さらに首の痛みが生じているということです。首に痛みがある場合に、これをめまいの原因と考えるか、結果として考えるかということになると思いますが、研究者の間でもいまだ議論があるところです。いずれにしても、むち打ち外傷によるめまいのように頸部（けいぶ）に損傷がある場合を除いては、多少めまいがしても積極的に首を動かして「小脳」を学習させ、めまい症状を改善するという治療法になります。

Q18 なぜめまいがすると肩がこるのでしょうか？

 耳の前庭と首の筋肉は神経がつながっています。そのため前庭が障害を受けると、前庭から首の筋肉に向かう神経出力が左右アンバランスになります。また、首の自律神経にも左右差を生じさせます。このような左右の神経のアンバランスが首の筋肉の緊張を生じさせ、痛みやこりを生じさせると考えられます。

　また、肩こりという状態は単なる筋肉の緊張の状態だけではなく、ストレスなど患者さんの体調にも大きく影響を受けますので、筋肉の緊張の程度だけで説明ができないこともあります。

 Q19 肩のマッサージはしてもよいですか？　街のマッサージ店でよいのでしょうか？　整形外科ではやってくれるのでしょうか？

 肩のマッサージをすると気持ちがよい場合にはやっていただいて結構ですが、効果は一時的です。めまいがある場合、肩こりの原因となっているのは前庭の機能の左右差であることが多いので、やはりリハビリや運動が有効です。

　整形外科では肩こりを積極的に治療してくれるところは

あまりありません。街のマッサージ店などで対応するのがよいと思います。ただし、前庭と首から肩にかけての筋肉は神経の連絡があるので強くマッサージをすることで前庭が刺激され、めまいを感じる方もいます。そのような場合にはマッサージはすすめられません。

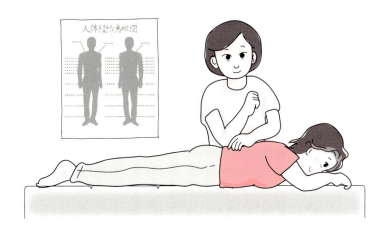

なぜ片頭痛を治療するとめまいがよくなるのですか？

 　頭痛とめまいが同時に起きていないとしても、片頭痛の患者さんでめまいを合併している方はとても多いです。これは若い頃に片頭痛があって、年齢とともに片頭痛が起きなくなっていった患者さんについても同様です。このような患者さんでは、片頭痛が起きるのと同じようなメカニズムでめまいが起きていると考えられています。そのため、片頭痛の予防治療を行うと片頭痛のスイッチが入らなくなるのと同様に、めまいのスイッチも入らなくなり、めまい発作も改善するのです。ただし片頭痛の方は、もともと体質的に乗り物酔いがしやすかったり、揺れを感じやすかったり、視覚刺激に対して敏感であったりするために、めまいリハビリも並行して行う必要があります。

 お薬を使わないで片頭痛や前庭性片頭痛（片頭痛関連めまい）を治す方法はないでしょうか？

 生活習慣に気をつけることによってある程度予防することは可能です。片頭痛の予防のために必要な生活習慣についてまとめました（**表2**）。ポイントは睡眠、食事、光、血管の拡張、ストレスです。

表2 片頭痛予防のために必要な生活習慣

1) 良好な睡眠。早寝、早起き
寝不足も寝すぎも片頭痛の原因となる。朝、頭痛で目覚める場合には、前日のカフェインのとりすぎ、前夜の飲酒、空腹、寝すぎなどの要因が考えられる。

2) 食事
頭痛は空腹時に起きることが多い。朝食を抜かない。片頭痛を誘発する可能性のあるチョコレート、ナッツ、チーズ、赤ワインを控える。

3) 過度のアルコール摂取は控える
アルコールによる血管の拡張・収縮で片頭痛が起きる可能性がある。

4) マグネシウムを摂取する
マグネシウムが不足すると片頭痛が引き起こされる。サプリメント類を利用するなど。

5) サングラス、帽子
日光は片頭痛の原因となる。その場合には赤系のサングラスをかけるとよい。青系はかえって片頭痛を誘発する。

6) 入浴
温まると血管が拡張して片頭痛が起こる。そのような場合には長風呂は避けて、シャワーですませる。

7) 薬剤
血管を拡張させるような薬剤は片頭痛を誘発する。

8) ストレスを軽減
ストレスはホルモンバランスを崩す。女性にとっては女性ホルモンの変動が片頭痛を引き起こす。

9) 旅行
旅行は種々の誘発因子が重なって片頭痛を誘発する。たとえば寝不足、不規則な食事、車酔い、緊張と不安（ストレス）などのため。

危険なめまいとは？

　めまいを起こすと多くの患者さんは吐き気とともに命の危険を感じてしまうことが多いようです。しかし実際には、危険なめまいであることは非常にまれです。それでは、どのようなめまいが危険なめまいなのでしょうか？
　まずはめまい以外の症状が明確にある場合です。その症状とは、手足が動かない、手足がしびれる、しゃべりにくい、飲み込みにくい、顔の感覚が左右で違う、激しい頭痛がする、などです。意識が遠のいていくような場合も危険です。このような場合にはすぐに救急車で病院に行く必要があります。また、もともと高血圧、糖尿病、脂質異常症（高脂血症）などの生活習慣病があり、きちんと治療していない方の場合にも、危険なめまいの可能性は高くなりますので注意してください。

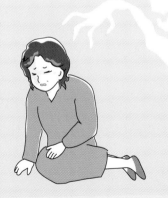

めまいのリハビリに積極的な医師の紹介

2016年5月現在

先生方の転勤などの可能性もありますので、実際の受診の際には事前連絡をおすすめします。また、各施設によって行われる治療が異なることをご了承ください。

● 新井 基洋（あらい もとひろ）先生

横浜みなと赤十字病院耳鼻いんこう科 めまい・平衡神経科

〒231-8682　神奈川県横浜市中区新山下 3-12-1

● 宮崎 浩充（みやざき ひろみつ）先生

仙塩利府病院耳鼻咽喉科

〒981-0133　宮城県宮城郡利府町青葉台 2-2-108

● 山戸 章行（やまと あきゆき）先生

大手前病院耳鼻咽喉科

〒540-0008　大阪府大阪市中央区大手前 1-5-34

（五十音順）

あとがき

　ここまで本書をお読みくださいましてありがとうございました。私がめまいに興味をもったのは、少し変わった動機からでした。私は、父が耳鼻科医であった影響から大学卒業後、耳鼻咽喉科に入局しました。研修先の病院は手術が非常に多く、かなりの数の手術を行っていました。さまざまな手術を経験しているうちに、その病院で経験したことのない手術に興味をもつようになりました。そこで「めまい」にも手術治療があることを知り、めまいという病気そのものに関心をもつようになったのです。

　めまいの患者さんを診察していると不思議なのは、患者さんがめまいを訴えても、検査では必ずしも目に見える異常がとらえられないことです。そして、このような患者さんに対して多くの医師は興味がなく、何となく薬が処方されているだけでした。私はこの患者さんたちに強く関心をもち、このテーマで研究をしようと思いました。偶然にも父の専門領域がめまいであったことを知ったのはだいぶ後になってからのことでした。親子二代にわたりめまいの臨床に携わるようになったことは不思議でなりません。

　日々たくさんのめまいの患者さんを診療していると、めまいに不安やストレスなど心の問題が強く関係することに気づきました。私の亡母は不安がちな人でしたが、私が小さい頃、ときどきめまいを起こして寝込んでいました。私は、その頃からめまいと不安の関連について何となく意識をしていたようです。その後、めまいの治療のために心のケアを行うようになりました。しかし、それでも十分に症状が改善しない患者さんは少なくありません。また、大きなめまいの後に適切な治療が行われず、後遺症のふらつきに長年悩まされる患者さんを目の当たりにして、心のケアだけではなく、なるべく早い段階で体のケアをしなければなら

ないことに気がつきました。わかりやすい指導書がないため、手作りの資料を用いて外来でめまいのリハビリを指導しはじめました。しかし、この方法ではリハビリを継続できる方は一部でした。そしてそれ以外の方は、めまいを完治させることが難しいようでした。

　リハビリにおいて重要なのは動機付けと継続です。外来での短時間の関わりではこの点が不十分であることに気づき、現在は入院の上、めまいのリハビリを行い、改善率は上がっています。めまいは忙しい方の病気です。治療のために入院をすすめても、どうしても入院できないという患者さんはあとをたちません。そのような患者さんのための自己学習資料が必要でした。本書はさまざまな理由で入院ができない患者さんが、簡単に自宅でめまいのリハビリを行えることを目的に書きました。ぜひ、リハビリの目的を理解した上で強い意志を持ってリハビリを続けてください。

　めまいのリハビリを日本で先駆的に始め、わかりやすい形で普及させるのに最も貢献したのは横浜市立みなと赤十字病院 耳鼻いんこう科部長の新井基洋先生です。めまいのリハビリは、この新井先生の存在なしには語ることができません。私の日々の臨床での細かい疑問点にも一つひとつ随時相談に乗っていただき、なんとお礼を申し上げてよいのか感謝の言葉もありません。

　最後になりますが、現在行っているめまいのリハビリは独立行政法人国立病院機構 東京医療センターの病院関係者の方々のサポートなしには続けられません。めまいのリハビリをはじめ、診療をサポートしてくれている皆さま、そして日常生活をサポートしてくれている家族に感謝いたします。

2016年5月

五島　史行

索引

あ
足踏み検査　58
アタラックス-P　85
悪化因子　77
アルコール　78, 93
一過性前庭障害　31, 38
飲酒　78
うなずき　51
うなずき歩行　57
運転　80
SSRI　35
エプレー法　64

か
学習　9, 49
肩こり　90
危険なめまい　94
急性期　85
首振り　50
首振り歩行　56
車の運転　80
頸性めまい　89
下船病　37
高血圧　94
呼吸　43
呼吸法　41, 45

さ
三半規管　16, 27
耳石　27, 28
耳石器　28
持続性平衡障害　25, 36
上下　55
小脳　10, 13, 72
食事　93
心因性めまい　35
進行性前庭障害　25, 30
睡眠　93
頭痛　22, 92
ストレス　14, 35, 42
ストレスの対処法　43
生活の工夫　76
セロトニン　35
セロトニン再取り込み阻害薬　35
前庭　12, 15, 16, 18
前庭機能低下　12
前庭自律神経反射　15, 17, 21
前庭神経炎の後遺症　25, 30, 80
前庭性片頭痛　22, 25, 32, 92
前庭脊髄反射　15, 17, 20

前庭動眼反射　15，17，20

た
大脳　10，13
突発性難聴の後遺症　25，30
トラベルミン　84，85，86

な
ナウゼリン　86
入院　83
入浴　93
寝返り体操　60

は
吐き気　21，43，82，94
パニック発作　25，34
ハント症候群の後遺症　25，30
反復性平衡障害　25，34
反復性めまい　32
飛行機　78
不安　8
腹式呼吸　45
ブラントダロフ法　62
振り返る　54
平衡感覚　8
平衡感覚器　10，12
片頭痛　22，92

片頭痛関連めまい　22，32，92
片頭痛予防　93
片側前庭障害　30

ま
マグネシウム　93
マッサージ　90
メニエール病　23，25，32
めまい　8
めまい発作　85
目をつぶってうなずき　53
目をつぶって首振り　52

や
薬物治療　72

ら
リハビリ　49
良性発作性頭位めまい症　23，38
――後半規管型　27，60，62，64
――水平半規管型　29，60，68
旅行　79，93
レンパート法　68
老人性平衡障害　25，30

わ
ワイパックス　86

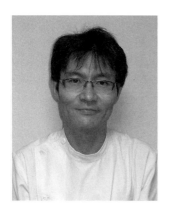

五島　史行（ごとう　ふみゆき）

1994（平成 6）年	3月	慶應義塾大学医学部卒業
1998（平成10）年	4月	慶應義塾大学医学部博士課程入学
1999（平成11）年	4月	ドイツ・ミュンヘン大学生理学教室に留学
2001（平成13）年	4月	東京医科大学生理学第二講座に国内留学
2004（平成16）年12月		日本大学医学部附属板橋病院心療内科 研究員
2008（平成20）年	4月	日野市立病院耳鼻咽喉科 部長
2009（平成21）年	6月	国立成育医療センター病院 非常勤医師
2012（平成24）年	4月	独立行政法人国立病院機構東京医療センター　耳鼻咽喉科 医員
2014（平成26）年	4月	国立病院機構東京医療センター　臨床研究センター平衡覚障害研究室　室長
2018（平成30）年	7月	東海大学医学部耳鼻咽喉科准教授　現在に至る

研究テーマはめまい全般。特に、「不安とめまい」（心因性めまい）、「頭痛とめまい」（前庭性片頭痛）、「小児のめまい」、「めまいの回復過程」（リハビリテーション）についてなど。

自宅で治せる めまいリハビリ　第2版

2013 年 11 月 25 日　第 1 版第 1 刷発行
2016 年 5 月 10 日　第 2 版第 1 刷発行
2024 年 2 月 10 日　　　　　第 3 刷発行

著　者　五島 史行（ごとう ふみゆき）

発行者　福村 直樹

発行所　金原出版株式会社
　　　　〒 113-0034　東京都文京区湯島 2-31-14
　　　　電話　編集　03（3811）7162 ／ 営業　03（3811）7184
　　　　FAX　03（3813）0288
　　　　振替口座　00120-4-151494
　　　　http://www.kanehara-shuppan.co.jp

©2016
検印省略
Printed in Japan

ISBN978-4-307-37115-5

印刷・製本／新日本印刷（株）
デザイン／TAKEDASO. Design
表紙・イラスト／近藤企画

JCOPY ＜出版者著作権管理機構 委託出版物＞
本書の無断複製は著作権法上での例外を除き禁じられています。複製される場合は、そのつど事前に、出版者著作権管理機構（電話 03-5244-5088、FAX 03-5244-5089、e-mail：info@jcopy.or.jp）の許諾を得てください。

> 小社は捺印または貼付紙をもって定価を変更致しません。
> 乱丁、落丁のものはお買上げ書店または小社にてお取り替え致します。